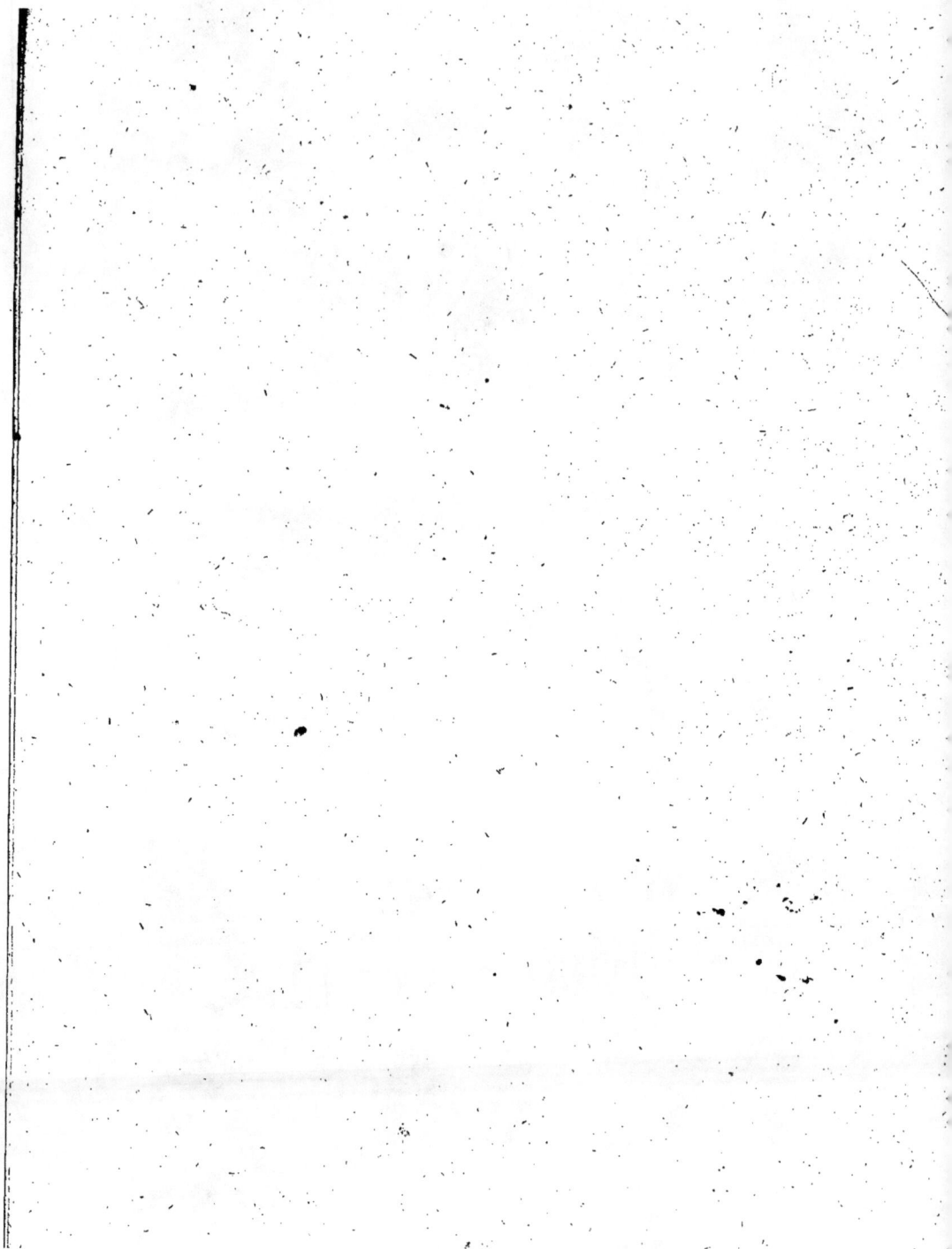

DES

MESURES D'HYGIÈNE PUBLIQUE

QUI DOIVENT ÊTRE CONSEILLÉES A L'AUTORITÉ

POUR EMPÊCHER

LA PROPAGATION DU VIRUS SYPHILITIQUE

DES

MESURES D'HYGIÈNE

PUBLIQUE

QUI DOIVENT ÊTRE CONSEILLÉES A L'AUTORITÉ

POUR EMPÊCHER

LA PROPAGATION DU VIRUS SYPHILITIQUE

PAR A. RODET,

Ex-chirurgien en chef de l'Antiquaille de Lyon.

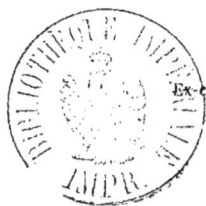

━━━━━◆◇◆━━━━━

PARIS

TYPOGRAPHIE FÉLIX MALTESTE ET Cie,

Rue des Deux-Portes-Saint-Sauveur, 22.

—

1861

Extrait de **L'UNION MÉDICALE**, nouvelle série

Avril et Mai 1861.

DES

MESURES D'HYGIÈNE PUBLIQUE

QUI DOIVENT ÊTRE CONSEILLÉES A L'AUTORITÉ

POUR EMPÊCHER

LA PROPAGATION DU VIRUS SYPHILITIQUE

AVANT-PROPOS.

Cette question fut mise au concours par l'Académie de médecine de Cadix, en 1859, et c'est pour ce concours que fut composé le mémoire que je publie aujourd'hui. Ce qui me force à le livrer à l'impression avant que le résultat de ce concours ait été proclamé, c'est la publicité prématurée que M. Burin Dubuisson a cru devoir donner à mes recherches sur la neutralisation des virus et la manière dont cette publicité a été faite.

En publiant le résultat de mes recherches, M. Burin Dubuisson s'est livré à une exploitation à laquelle on pourrait me croire associé si je gardais plus longtemps le silence. J'ai déjà déclaré dans la *Gazette médicale de Lyon* que j'y étais complétement étranger, et l'on me permettra bien, en renouvelant ici cette déclaration pour les médecins qui ne lisent pas le journal de Lyon, d'ajouter que tous ceux qui me connaissent savent si je serai jamais capable de me laisser entraîner à des actes qui ne seraient pas compatibles avec la dignité professionnelle.

D'une autre part, M. Burin-Dubuisson a émis dans ses publications des idées qui ne s'accordent pas toujours avec les miennes. Il a été affirmatif sur certains points qui me paraissent encore douteux, et il est des questions de pratique sur lesquelles ma manière de voir se trouve en opposition complète avec la sienne. Ce n'est pas que je veuille ici me livrer à aucune critique sur ce qu'il a écrit. Je tiens seulement à ce que ma responsabilité soit entièrement dégagée de la sienne. Je déclare donc ne me porter garant que de mes propres idées et le laisser seul responsable de tout ce qui ne concorde pas, soit avec ce que j'ai déjà écrit, soit avec le contenu du présent mémoire.

Dans ce travail, que je publie tel qu'il a été envoyé à l'Académie de médecine de Cadix, en 1859, je ne m'occupe que de ce qui concerne la neutralisation du virus syphilitique ou du virus chancreux. Mes recherches sur la neutralisation de plusieurs autres virus, notamment de celui de la rage, ne sont pas encore assez complètes pour être livrées à la publicité, mais j'espère pouvoir les compléter prochainement et faire connaître dans un nouveau mémoire les résultats que j'aurai obtenus.

INTRODUCTION.

Chercher les moyens d'empêcher la propagation du virus syphilitique est, sans contredit, l'un des problèmes les plus dignes de la méditation des médecins et de la sollicitude des gouvernements, car la solution de ce problème intéresse au plus haut point l'humanité tout entière, dont la syphilis est un des fléaux les plus redoutables. Ce fléau, entretenu et propagé par la plus impérieuse des passions, renaît sans cesse et se multiplie avec une déplorable facilité, au moyen d'un virus d'autant plus difficile à détruire que ses sources sont habituellement cachées sous les plus trompeuses apparences. Comment atteindre un poison que la honte couvre avec soin des voiles les plus mystérieux? Comment l'empêcher de se répandre et de semer partout l'amertume et la douleur? Comment, en un mot, parvenir à éteindre un incendie qui se rallume sans cesse au flambeau du plaisir et de la volupté?

Ce résultat est si difficile à obtenir que tous les efforts qui ont été faits jusqu'ici dans ce but sont restés presque sans effets. Les menaces et les corrections employées par nos pères eurent bientôt montré leur impuissance et durent être abandonnées. Quant aux visites et à la séquestration des femmes contaminées, qui sont aujourd'hui en usage, elles n'ont produit qu'une faible partie des résultats qu'on en avait espérés.

En effet, la syphilis loin de s'éteindre semble plutôt se généraliser davantage et s'infiltrer dans des classes de la société où elle était autrefois inconnue. L'expérience a donc démontré l'impuissance ou, tout au moins, l'insuffisance des moyens imaginés jusqu'à ce jour pour empêcher la propagation du virus syphilitique, et l'Académie de Cadix a eu raison d'appeler de ses vœux et d'encourager de tout son pouvoir la découverte de moyens nouveaux.

Non que les visites doivent être abandonnées. Elles sont utiles, indispensables même, et, loin de demander leur abandon, je voudrais qu'on les fît aussi fréquentes que possible et avec le plus grand soin. Elles préservent nécessairement un certain nombre d'individus; mais, quelle que soit leur fréquence, il reste toujours assez de temps, dans leurs intervalles, pour que les femmes qui y sont soumises puissent recevoir le virus et faire à leur tour bon nombre de victimes. D'un autre côté, les hommes échappent complétement à leur action et cependant cette moitié du problème n'a pas moins d'importance que l'autre. Il en est de même des femmes qui, tout en prostituant leurs charmes, conservent toute leur liberté et ne tombent pas sous la main de la police. Or, le nombre de ces femmes est très grand. Ce moyen ne peut donc s'exercer que sur le plus petit·nombre des individus qui prennent part à la propagation de la syphilis. Il ne peut donc produire que des résultats insuffisants et il ne peut être considéré que comme un palliatif qui atténue le mal, mais qui ne le détruira jamais.

Ces réflexions que tout le monde a dû faire, m'engagèrent à aborder le problème par un autre côté. Je compris qu'il ne serait jamais possible de lutter contre les entraînements de la passion et d'empêcher, d'une manière efficace, les relations entre individus sains et individus malades; qu'il fallait chercher à rendre ces relations inoffensives en découvrant un moyen d'anéantir ou de neutraliser le virus, même après qu'il s'est insinué dans les tissus. Je pensai que la solution du problème était là et qu'elle ne pouvait pas être ailleurs. En conséquence, je me mis résolument à la recherche de l'antidote du virus syphilitique, et, après un grand nombre d'essais plus ou moins infructueux, je parvins à trouver un liquide qui me parut remplir pleinement les conditions désirées.

Je crois qu'il ne sera pas sans intérêt de faire connaître brièvement les tentatives que j'ai faites pour arriver à ce but. J'indiquerai ensuite la composition du liquide qui me paraît le plus convenable, ses effets et le parti qu'on en peut tirer. Je terminerai enfin en exposant les mesures qui me paraissent devoir être conseillées à l'autorité pour empêcher la propagation du virus syphilitique.

CHAPITRE Ier.

—

EXPÉRIENCES FAITES DANS LE·BUT DE DÉCOUVRIR UN LIQUIDE CAPABLE DE NEUTRALISER LE VIRUS SYPHILITIQUE.

En me livrant à des recherches sur la valeur des différents chlorures employés dans le pansement des chancres, j'avais remarqué que celui d'entre tous qui modifiait le plus puissamment ces ulcères était le chlorure de zinc. J'avais remarqué, en outre, que ce chlorure suffisammet dilué était sans action sur la peau pourvue de son épiderme. Ce fut donc par lui que je crus devoir commencer, et voici quels furent les résultats que j'obtins.

PREMIÈRE EXPÉRIENCE. — Le 10 novembre 1853, Jean Romain entra dans mon service de l'Antiquaille porteur de chancres simples du frein de la verge, en voie de progrès, quoique datant de six semaines.

Le 11 novembre, je pris du pus sur ces chancres et je l'inoculai avec tout le soin possible sur la cuisse droite du malade, au moyen d'une lancette. Quelques instants après, je mis sur la piqûre un bourdonnet de charpie imbibé d'une solution de 4 grammes de chlorure de zinc dans 32 grammes d'eau distillée, et je couvris le tout avec un verre de montre.

Le 12, la piqûre, cautérisée par le liquide, présentait une petite ligne blanche de 1 millimètre d'épaisseur tout au plus. La peau environnante était intacte.

14. Une petite pustule blanche, de 1 millimètre de diamètre, s'est formée à la place de la piqûre, sans rougeur inflammatoire autour.

16. La pustule est sèche. Une très petite croûte lui a succédé.

Cette expérience, et plusieurs autres qu'il est inutile de rapporter, prouvent que le chlorure de zinc, dissous dans l'eau, dans la proportion d'un huitième, détruit le virus chancreux, lorsqu'on le laisse en contact avec la piqûre d'inoculation, mais il produit, dans les piqûres, une cautérisation qui, quoique légère, n'en est pas moins suivie nécessairement d'un travail d'élimination. Ce liquide ne réalise donc qu'imparfaitement le résultat désiré et doit être rejeté.

Ayant échoué dans ces premières tentatives, je voulus savoir si, en affaiblissant la solution, on conserverait ses propriétés neutralisantes en lui faisant perdre son action caustique, et voici ce que l'expérience me démontra :

DEUXIÈME EXPÉRIENCE. — Degré (Philippe), entre dans mon service, le 30 novembre 1853, pour des chancres du prépuce et du pubis, datant de vingt-cinq jours.

Le 2 décembre, j'inocule le pus du chancre du prépuce sur la cuisse gauche, et je mets par dessus un tampon de charpie imbibée d'une solution de 2 grammes de chlorure de zinc dans 32 grammes d'eau distillée. Verre de montre par dessus.

3 décembre. La piqûre a été légèrement cautérisée.

5 décembre. Petite pustule à la place de la piqûre.

7. L'épiderme est soulevé autour de la piqûre, à 2 millimètres de distance, de chaque côté.

8. La pustule a 4 ou 5 millimètres de largeur. Au-dessous d'elle, se trouve un ulcère de même diamètre, taillé à pic et à fond gris.

La préservation n'a donc pas eu lieu, car cet ulcère est évidemment un chancre que je fais panser avec une solution alcoolique de chlorure de zinc et qui est complétement cicatrisé le 21 décembre.

Cette deuxième tentative a été plus malheureuse que la première, et au lieu de me rapprocher du but, je m'en suis éloigné; car, avec ce deuxième liquide, la cautérisation a eu lieu comme avec le premier, et la préservation n'a pas été obtenue.

TROISIÈME EXPÉRIENCE. — Marnet (François), entre dans mon service le 7 décembre 1853, pour trois chancres simples du prépuce et du frein, datant de trois semaines.

Le 12, je fais une inoculation sur la cuisse gauche, avec le pus de ces chancres et je mets par dessus un bourdonnet de charpie imbibé d'une solution de 4 grammes de chlorure de zinc dans 32 grammes d'alcool.

13. On voit à peine la piqûre, qui n'apparaît que comme un point brun, sans cautérisation appréciable.

14. La piqûre ne paraît pas plus qu'hier, mais autour, sur tous les points qui ont été en contact avec le liquide, l'épiderme est soulevé, non pas en nappe, mais sur différents points séparés les uns des autres par des intervalles.

16. Même état.

21. A la place de la piqûre, se voit un tout petit ulcère, que je fais panser avec une solution de perchlorure de fer et qui est cicatrisé entièrement le 26 décembre.

Cette troisième tentative, quoique ayant produit des effets assez remarquables, ne devait pas être renouvelée, car la solution alcoolique de chlorure de zinc, attaquant légèrement la peau pourvue de son épiderme, manque de l'une des conditions essentielles et ne peut être employée. Je pensai donc qu'il fallait recourir à un autre chlorure, et ce fut à celui de fer que je m'adressai.

QUATRIÈME EXPÉRIENCE. — Janin (Claude) entra à l'Antiquaille, le 19 décembre 1853, pour un chancre simple du sillon balano-préputial, datant de vingt-cinq jours.

Le 22 décembre, j'inoculai le pus de ce chancre sur les deux cuisses. Cinquante minutes plus tard, je mis sur la piqûre de la cuisse droite un peu de charpie imbibée d'une solution de 5 grammes de perchlorure de fer solide dans 15 grammes d'eau, et je lavai celle de la cuisse gauche avec le même liquide pendant quelques secondes. Chaque piqûre fut ensuite protégée par un verre de montre.

23. La piqûre de la cuisse gauche est rouge et un peu élevée. Celle de la cuisse droite n'est qu'un peu rouge.

24. L'inoculation de la cuisse gauche a produit une pustule grosse comme une tête d'épingle. Celle de la cuisse droite n'a encore produit que de la rougeur autour de la piqûre.

26. A gauche, ulcère de 2 ou 3 trois millimètres de diamètre. A droite, petite pellicule à la place de la piqûre, entourée d'une légère auréole rouge. Au-dessous de cette pellicule, se trouve une petite écorchure, à peine apparente.

29. L'ulcère de la cuisse gauche fait des progrès. Celui de la cuisse droite est encore très petit, mais il a l'aspect chancreux.

Je les fais panser tous les deux avec la solution alcoolique de chlorure de zinc, et ils ne sont cicatrisés qu'à la fin du mois de janvier.

La solution de perchlorure de fer, laissée à demeure, ne cautérise pas la piqûre, comme on a pu le voir; mais, malheureusement, elle ne neutralise pas complétement le virus dont il ne fait que ralentir les effets.

Dans l'expérience suivante, je voulus voir quels seraient les effets combinés du perchlorure de fer et du chlorure de zinc.

CINQUIÈME EXPÉRIENCE. — Sorrassi (Vincent) entra, le 2 janvier 1854, pour un chancre perforant du frein, datant de vingt jours.

Le 3 janvier, inoculation sur la cuisse gauche. Cinq minutes après, je mets sur la piqûre un tampon de charpie imbibé d'une solution de 1 gramme de perchlorure de fer solide et de 0,10 centigrammes de chlorure de zinc dans 6 grammes d'eau distillée.

4. L'inoculation n'a rien produit.

5. Légère rougeur à la place de la piqûre, mais pas de pustule.

7. A la place de la piqûre, est un petit ulcère superficiel, un peu moins large qu'une tête d'épingle.

9. L'ulcère ne s'est pas étendu en largeur, mais il a un peu creusé.

11. Il s'est un peu étendu.

13. Il a l'aspect d'un petit chancre que je fais panser avec une solution de chlorure de zinc et qui est complétement cicatrisé le 26 janvier.

Ce mélange n'ayant pas produit un effet suffisant, j'essayai une solution plus concentrée des deux substances, et je ne fus pas plus heureux.

J'abandonnai alors momentanément le perchlorure de fer pour essayer l'iodure de zinc qui neutralise très bien le virus, comme le chlorure de zinc, mais en donnant lieu comme lui à une petite pustule simple.

Sixième expérience. — Boliger (Jacques) entra, le 5 janvier 1854, pour des chancres simples du prépuce, datant de vingt jours.

Le 6 janvier, inoculation sur la cuisse droite. Six ou sept minutes après, je mets sur la piqûre un bourdonnet de charpie imbibé d'une solution d'un gramme d'iodure de zinc dans 8 grammes d'eau distillée.

Le 9, petite pustule et un peu de rougeur.

11. Cette pustule s'est rompue et a fait peu de progrès.

12. Elle se flétrit.

13. Elle se dessèche.

15. La pipûre est entièrement guérie.

Je reviens alors au perchlorure de fer auquel j'associe l'acide citrique, et le but paraît atteint, comme on va le voir par les expériences suivantes.

Septième expérience. — Million (Jean-Marie) entra à l'Antiquaille le 3 avril 1854, pour un chancre perforant du frein, de date inconnue, mais d'aspect très virulent.

Le 5 avril, inoculation sur la cuisse droite. Un quart d'heure après, je lave la piqûre avec de l'eau savonneuse et je l'humecte ensuite avec le liquide suivant :

$$
\begin{array}{l}
\text{Alcool.} \dots\dots\dots\dots\dots\quad 32 \text{ grammes.} \\
\left.\begin{array}{l}\text{Perchlorure de fer solide.} \dots\dots \\ \text{Acide citrique} \dots\dots\dots\dots\end{array}\right\} \bar{a}\bar{a}\quad 4 \text{ grammes.}
\end{array}
$$

F. s. a. une solution.

6 avril. Pas de croûte, ni de pustule, ni de rougeur ; mais la piqûre ne s'est pas cicatrisée, quoiqu'elle ne soit pas cautérisée.

7. Pas de pustule, mais un peu de rougeur.

10. La piqûre est cicatrisée, mais la cicatrice est encore un peu rouge.

12. Plus de trace d'inflammation.

Ce jour-là, nouvelle inoculation sur la cuisse gauche. Sept ou huit minutes après je lave la piqûre avec de l'eau savonneuse et puis je l'humecte avec le liquide qui m'a servi dans l'expérience précédente.

13. Piqûre un peu rouge, mais non cicatrisée.

14. Pas de pustule.

15. La piqûre est guérie.

Il était naturel de se demander si la neutralisation si complète qui venait d'être obtenue n'appartenait pas exclusivement à l'acide citrique. L'expérience suivante démontra bien vite le contraire.

HUITIÈME EXPÉRIENCE. — Précios (Octave) entra le 5 avril 1852, pour des chancres simples du limbe du prépuce, datant d'un mois.

7 avril, inoculation sur la cuisse gauche. Vingt-trois minutes après, je lave la piqûre avec de l'eau savonneuse et puis je l'humecte avec une solution de 2 grammes d'acide citrique dans 8 grammes d'eau distillée. Verre de montre par dessus, comme dans toutes mes expériences.

8. Grosse vésicule à la place de la piqûre.

10. Je romps la vésicule et je trouve au-dessous un ulcère superficiel, rouge, piqueté.

11. Cet ulcère est devenu plus profond. Il a tout à fait l'aspect chancreux, et je le cautérise avec un fragment de nitrate d'argent fondu.

Dans plusieurs expériences subséquentes que je m'abstiens de rapporter, la préservation fut obtenue d'une manière plus ou moins complète avec le même liquide, c'est-à-dire avec la solution de perchlorure de fer et d'acide citrique, mais bientôt ma petite provision de perchlorure de fer s'épuise et je n'obtiens plus le même résultat avec les nouveaux échantillons que je me procure. Je ne citerai que le fait suivant pour exemple des effets négatifs de ces nouveaux échantillons :

NEUVIÈME EXPÉRIENCE. — Collin (Ferdinand), entre le 13 mai 1854, pour plusieurs chancres simples du prépuce et du sillon balano-préputial.

Le 15 mai, inoculation sur la cuisse droite. Demi-heure après, je dépose sur la piqûre une goutte d'une solution de 4 grammes de perchlorure de fer solide et de 4 grammes d'acide citrique dans 32 grammes d'eau distillée.

17. Petite pustule à la place de la piqûre.

20. La pustule est plus grosse qu'un grain de chènevis, et au-dessous d'elle se trouve un ulcère profond, taillé à pic, etc., c'est-à-dire un chancre bien caractérisé.

Ne comprenant pas ces insuccès réitérés, je change plusieurs fois mon perchlorure, sans parvenir à en trouver un qui jouisse des mêmes propriétés que le premier. Je me surprends alors à douter de mes premières expériences. Heureusement je retrouve chez moi un reste de liquide préparé avec le premier perchlorure et je le soumets bien vite à l'épreuve, qui donne le résultat suivant :

DIXIÈME EXPÉRIENCE. — Périllat (François) entre à l'Antiquaille, le 28 août 1854, pour des chancres élevés du prépuce, datant de vingt-cinq jours.

31 août. Inoculation sur la cuisse droite. Trente-six minutes après, je dépose sur la piqûre une goutte d'une solution de 4 grammes de mon premier perchlorure et de 4 grammes d'acide citrique dans 32 grammes d'eau distillée.

1er septembre. Rien.

2 septembre. Idem. Ce jour là, nouvelle inoculation sur la cuisse gauche. Trente-quatre minutes après, je mets sur la piqûre le même préservatif.

Les jours suivants, il ne survient ni pustule ni ulcère. La préservation a été complète.

Il n'y avait plus de doute. La différence des résultats tenait à la différence de composition de mes échantillons de perchlorure de fer. Cependant, on pouvait se demander si le chancre de Périllat n'avait pas cessé d'être virulent à l'époque où je fis l'inoculation. Pour plus de sûreté, je fis une nouvelle expérience dont voici la relation :

ONZIÈME EXPÉRIENCE. — Fargues (Hippolyte) entra le 9 septembre 1854, pour des chancres multiples du prépuce et du frein, datant de six semaines.

23 septembre. Inoculation sur la cuisse gauche. Vingt minutes après, j'emploie le même préservatif qui a servi dans l'expérience précédente.

25. La piqûre n'a rien produit.

28. Toujours rien. La préservation a été complète.

Cherchant à me rendre compte de la différence qui existe entre ces différents échantillons de perchlorure de fer, je remarque que le premier est entièrement soluble, tandis que les autres présentent tous des précipités plus ou moins abondants. J'ajoute alors, à une solution préparée avec un des nouveaux échantillons, 1,60 c. d'acide chlorhydrique sur 32 grammes d'eau distillée contenant 4 grammes d'acide citrique et 4 grammes de perchlorure de fer, c'est-à-dire une quantité suffisante pour faire disparaître le précipité, et dès lors j'obtiens avec cette nouvelle préparation un effet préservatif complet, comme le prouve l'expérience suivante :

DOUZIÈME EXPÉRIENCE. — Le 28 septembre, inoculation sur la cuisse du même malade (Fargues). Dix-huit minutes après, je dépose sur la piqûre une goutte du liquide additionné d'acide chlorhydrique.

30. La piqûre est sèche et paraît cicatrisée.

Craignant que le chancre sur lequel j'ai pris le pus n'ait cessé d'être virulent, je fais encore une inoculation avec ce pus, et je ne mets point de préservatif.

1er octobre. Cette inoculation a déjà produit une pustule à base enflammée.

2 octobre. Cette pustule a grossi. Elle couvre un ulcère chancreux bien caractérisé que je cautérise avec un fragment de nitrate d'argent, sans plus tarder.

La piqûre du 28, au contraire, a été préservée de la manière la plus complète.

A partir de ce moment-là, je m'occupai de déterminer par l'expérimentation : 1o quelle était la composition la plus convenable à donner au liquide neutralisant pour le douer de toute la puissance nécessaire sans le rendre trop irritant; et 2o à quelle époque, à partir du moment de l'inoculation, il était encore capable de neutraliser le virus et à quelle époque il cessait de posséder ce pouvoir.

Pour ce qui concerne la composition du liquide, j'ai essayé une foule de formules dont voici les principales :

No 1.

Eau distillée		32 grammes.
Perchlorure de fer solide. }	ââ.	4 grammes.
Acide citrique. . . . . . }		
Acide chlorhydrique		1 gramme.

N° 2.

Eau distillée	32 grammes.
Perchlorure de fer. } ââ	4 grammes.
Acide citrique. . . }	
Acide chlorhydrique	2 grammes.

N° 3.

Eau distillée	32 grammes.
Perchlorure de fer.)	
Acide citrique. . . } ââ	4 grammes.
— chlorhydrique)	

N° 4.

Eau distillée	32 grammes.
Perchlorure de fer	4 grammes.
Acide chlorhydrique	6 grammes.

Toutes ces formules, et plusieurs autres encore, sont douées de propriétés neutralisantes très prononcées, mais celles qui m'ont paru les plus puissantes sont les nos 3 et 4. Je donne la préférence à celle du n° 3, parce qu'elle est moins irritante.

Les expériences que j'ai faites pour déterminer la limite du temps, pendant lequel la préservation des points inoculés peut être obtenue, m'ont appris que cette limite se trouve entre huit et douze heures après l'insertion du virus; qu'après cette limite la préservation est incertaine ou incomplète. A l'appui de cette assertion, il me suffira de citer les deux expériences suivantes :

TREIZIÈME EXPÉRIENCE. — Nicolas Etienne entre à l'Antiquaille, le 17 novembre 1854, pour un vaste chancre phagédénique du prépuce et du gland, datant de trois semaines, pour un bubon virulent de l'aine droite et pour un chancre inoculé accidentellement sur l'index de la main gauche.

Le 14 décembre, je prends du virus sur de nouveaux chancres qui se sont inoculés spontanément près du limbe du prépuce et je l'inocule sur la cuisse gauche.

15. L'inoculation a produit une pustule caractéristique au fond de laquelle se voit un petit ulcère chancreux. Ce jour-là, à dix heures, vingt-quatre heures après l'inoculation, je dépose sur ce petit ulcère une goutte de liquide neutralisant, formule n° 3.

Vingt minutes après, j'absorbe ce liquide avec de la charpie.

Le 16, l'auréole inflammatoire a presque disparu. La surface de l'ulcère est un peu brunâtre.

Le 17, M. Bondet, alors interne du service, et aujourd'hui médecin de l'Hôtel-Dieu de Lyon, pratique, à sept heures et cinq minutes du matin, deux inoculations sur la cuisse droite avec le pus des chancres du limbe que j'ai déjà éprouvé, et, en outre, avec celui d'un petit chancre qui s'est formé depuis deux ou trois jours sur la partie inférieure du méat urinaire.

Le même jour, à neuf heures et dix minutes, il pratique une troisième inoculation sur la même cuisse, avec le pus des mêmes chancres.

A midi et trois minutes, quatre heures cinquante-huit minutes après les premières inoculations, et deux heures cinquante-trois minutes après la troisième, je dépose sur chaque piqûre une goutte du préservatif déjà indiqué.

Le 18, l'une des trois piqûres est un peu rouge ; les deux autres ne le sont pas.

Ce jour-là, M. Bondet a pratiqué deux inoculations nouvelles avec le pus des mêmes chancres que la veille, l'une à six heures et demie du matin, sur la cuisse droite, et l'autre à huit heures et demie, sur la cuisse gauche.

A dix heures et demie, c'est-à-dire quatre heures après la première inoculation, et deux heures après la deuxième, je mets une goutte du préservatif sur chacune des deux piqûres.

Ce malade a donc six piqûres d'inoculation, deux sur la cuisse gauche et quatre sur la cuisse droite. Ces piqûres ont été traitées par le liquide neutralisant, vingt-quatre heures, cinq heures (en ne tenant pas compte des fractions), quatre heures, trois heures et deux heures après l'inoculation, et, pour me rendre plus clair, c'est par ces chiffres que je les désignerai dans la suite de cette description.

Le 19, la piqûre de vingt-quatre heures va assez bien, l'ulcère ne s'étend pas et l'auréole diminue toujours. Les cinq autres vont parfaitement bien, et ne présentent ni rougeur, ni élevure.

Le 20, les piqûres de cinq heures et de trois heures n'offrent toujours aucune rougeur. Celles de quatre et de deux en présentent une légère. (Le liquide neutralisant était resté moins longtemps en contact avec ces deux piqûres, à cause de la direction oblique des surfaces.)

Le 22, le petit ulcère de vingt-quatre heures n'offre plus d'auréole inflammatoire, mais il est stationnaire. Les cinq autres piqûres sont complétement guéries.

Le 23, l'ulcère de vingt-quatre heures étant toujours stationnaire, je le fais panser avec de l'onguent basilicum additionné d'oxyde rouge de mercure.

QUATORZIÈME EXPÉRIENCE. — Germain (Louis) entre le 9 octobre 1854, pour des chancres simples du limbe du prépuce, datant de trente-cinq jours.

Le 6 novembre, à neuf heures du soir, M. Bondet pratique une inoculation sur la cuisse droite.

Le 7 novembre, à neuf heures du matin, douze heures après l'inoculation, la piqûre est gonflée et un peu rouge, mais elle ne présente encore point de pustule. Je dépose sur cette piqûre une goutte du liquide neutralisant, et je la laisse à demeure.

Le 8, petite pustule à la place de la piqûre, sans inflammation autour.

Le 10, cette petite pustule est flétrie.

Le 13, petit ulcère qui suppure à peine.

Le 15, pas de progrès.

Le 18, l'ulcère s'est agrandi et a pris l'aspect virulent.

Ainsi qu'on le voit, le liquide a enrayé pendant longtemps l'action du virus, mais comme celui-ci n'était pas entièrement détruit, il a fini par produire ses effets habituels.

Le grand nombre d'expériences que j'avais faites m'avait bien démontré les effets neutralisants de mes différentes formules, mais jusque là je n'avais expérimenté que sur la cuisse et il me restait à déterminer si la muqueuse du prépuce, plus délicate et plus impressionnable, en supporterait le contact sans s'irriter. Pour m'en assurer, je choisis trois malades atteints de syphilis constitutionnelle, mais ayant le gland et le prépuce intacts et ce fut sur les points où s'observent le plus fréquemment les chancres contractés par le coït que je fis mon expérimentation. Ces observations me paraissant éminemment propres à faire connaître les effets du liquide neutralisant, je les citerai toutes les trois dans leurs détails, telles que je les ai publiées en 1855, dans mon *Compte-rendu du service chirurgical de l'Antiquaille* (1).

QUINZIÈME EXPÉRIENCE. — Mallet (Louis), âgé de 16 ans, entre à l'Antiquaille, le 18 octobre 1854, pour une syphilis constitutionnelle, survenue à la suite d'un chancre induré qu'il a contracté il y a trois mois, et qui est actuellement cicatrisé. Je le soumets à un traitement mercuriel.

Le 19 décembre, à dix heures quarante-trois minutes du matin, M. Bondet pratique deux inoculations sur la verge, une dans le fond du sillon balano-préputial, à droite, et l'autre sur la partie antérieure de la muqueuse préputiale.

Cette inoculation est faite avec du pus qui vient d'être pris, à la consultation gratuite, sur un chancre perforant du frein, datant de vingt-quatre à vingt-cinq jours, et encore à la période de progrès.

Deux heures après je dépose sur chaque piqûre une goutte du liquide préservatif, formule n° 3, et je mets par dessus un peu de charpie imbibée du même liquide.

20. La charpie est restée en place. Les parties avec lesquelles elle a été en contact ne sont nullement irritées. Les piqûres sont à peine visibles. Celle du prépuce est si peu apparente, que nous restons incertains sur son véritable siége.

21. Les piqûres sont à peine apparentes.

22. *Idem.*

23. *Idem.* La préservation a été aussi complète que possible.

Le 24 décembre, à six heures vingt-cinq minutes du matin, M. Bondet pratique deux nouvelles inoculations sur la muqueuse du prépuce, l'une en haut, près du limbe et l'autre à droite, près du sillon, avec du pus virulent pris sur le chancre du nommé Georges Vial....., qui est arrivé à l'hospice le 23. Ce chancre, situé sur le côté du frein, date de trois semaines et est en voie de progrès.

Le même jour, à dix heures quarante-huit minutes (quatre heures et vingt-trois minutes après l'inoculation), je lave tout le gland et tout le prépuce avec le même liquide que précédemment, et je mets par dessus une bandelette de linge imbibée de ce liquide. Cette bandelette est enlevée une heure après.

26. La piqûre du prépuce est sèche et à peine visible. Celle du sillon ne présente pas de pustule, mais elle est un peu béante.

27. Les piqûres n'ont absolument rien produit.

28. Le résultat est aussi parfait que possible. Un contact d'une heure produit donc une préservation aussi complète qu'un contact plus prolongé.

SEIZIÈME EXPÉRIENCE. Boi... (Gaspard), entre le 7 décembre 1854, pour une syphilis constitutionnelle commençante, survenue à la suite d'un chancre induré de la lèvre inférieure, contracté il y a trois mois, cicatrisé et accompagné d'un bubon sous-maxillaire indolent. Je le soumets immédiatement à un traitement général.

Le 24 décembre, à six heures dix-sept minutes du matin, M. Bondet pratique deux inocu-

(1) Voir ce compte rendu, page 72 et suivantes.

lations sur la muqueuse du prépuce, près du sillon, avec du pus virulent qui vient d'être pris sur les chancres d'une femme du service des vénériennes. Ces chancres existent depuis dix-huit jours, sont phagédéniques, multiples, en voie de progrès et occupent la fourchette, ainsi que les grandes et les petites lèvres.

A dix heures et trente-neuf minutes, quatre heures et vingt-deux minutes après l'inoculation, je lave tout le gland et tout le prépuce avec le liquide neutralisant, formule n° 2 (ne contenant que 2 grammes d'acide chlorhydrique sur 32 grammes de véhicule), j'entoure ensuite ces parties d'une bandelette de linge imbibée du même liquide, et cette bandelette est enlevée une heure après.

26. Les piqûres sont un peu élevées, mais ne présentent pas de pustules.

27. Pas de pustules, mais les piqûres ne sont pas fermées.

28. Toujours point de pustules, mais les piqûres sont un peu plus apparentes que dans le cas précédent.

29. Les piqûres sont guéries et ne paraissent presque plus.

Dix-septième expérience. — Châtelet (François), âgé de 19 ans, entre le 16 octobre 1854, pour un chancre du sillon balano-préputial, compliqué de phymosis. Ce chancre s'indure, et je commence le traitement général le 25 novembre suivant.

Le 24 décembre, l'induration a presque disparu, et il n'y a pas eu de manifestation secondaire.

Ce jour-là, à six heures dix minutes du matin, M. Boudet pratique deux inoculations, l'une sur la muqueuse du prépuce, à gauche, et l'autre sur le gland, à droite, avec le pus virulent de la même femme qui en a fourni pour les inoculations du malade précédent.

Le même jour, à dix heures vingt-sept minutes, quatre heures et dix-sept minutes après l'inoculation, je lave le gland et le prépuce avec le liquide préservatif de la formule n° 3, et j'applique ensuite tout autour une bandelette de linge imbibée du même liquide. Cette bandelette est laissée en place pendant vingt-quatre heures.

En même temps, pour m'assurer des qualités du virus employé, je fais inoculer le même pus sur la cuisse gauche et je ne mets sur la piqûre aucun préservatif.

26. La piqûre de la cuisse a produit une pustule chancreuse très caractérisée, de 2 millimètres de largeur, au-dessous de laquelle est un ulcère à fond gris et à bords taillés à pic. J'arrête les progrès de cet ulcère en y mettant un petit fragment de nitrate d'argent fondu.

Les deux piqûres du prépuce et du gland n'ont produit aucun résultat, et, de même que dans les cas précédents, le contact du liquide n'a déterminé aucune irritation sur la peau ni sur la muqueuse du prépuce et du gland.

27. Les deux piqûres n'ont toujours rien produit.

La cautérisation a arrêté le chancre de la cuisse.

28. Les piqûres ont été si bien préservées qu'il est difficile de reconnaître les points où elles ont été pratiquées.

Ceux qui n'ont jamais essayé de neutraliser le virus chancreux inoculé sous l'épiderme au moyen d'une lancette ou par tout autre moyen peuvent croire que le problème est des plus faciles à résoudre. Tous les auteurs qui ont écrit sur la prophylaxie de la syphilis ont conseillé de faire, après chaque acte vénérien, des lotions avec du savon, avec des acides étendus, avec de l'eau chlorurée ou alcaline, etc. J'affirme que ces moyens ne neutralisent rien du tout (1), et que, s'ils sont utiles quelquefois, c'est en entraînant et en décomposant le virus déposé sur des surfaces qui sont restées intactes, mais qui pourraient être érodées par lui si on l'y laissait séjourner. J'ai essayé maintes fois de laver les piqûres avec le plus grand soin, après l'inoculation, et jamais la lotion n'a modifié en rien les effets du virus.

Plusieurs syphilographes, en parlant du moyen que je préconise, ont cru devoir le mettre en parallèle avec celui de M. Langlebert, dont les effets diffèrent cependant d'une manière essentielle, comme le démontrent les expériences suivantes :

Dix-huitième expérience. — Mathias (Joseph), entre à l'Antiquaille le 5 décembre 1853, pour des chancres simples du prépuce, à la période de progrès.

7 décembre. Inoculation sur la cuisse gauche avec le pus de ces chancres. Immédiatement après je mets sur la piqûre un tampon de charpie imbibé d'un liquide préparé par M. Vezu, pharmacien à Lyon, d'après la formule de M. Langlebert.

8. Le préservatif a produit l'effet d'un vésicatoire, c'est-à-dire qu'il a soulevé l'épiderme sur tous les points avec lesquels il a été en contact.

9. L'épiderme est toujours soulevé et le derme sous-jacent est rouge et enflammé sur une surface de la grandeur d'une pièce d'un franc. Au centre, sur le point où la piqûre a été faite, on voit une gouttelette de pus.

Ce jour-là, je fais une nouvelle inoculation sur la cuisse droite, et, cinquante-deux minutes après, je lave la piqûre avec le préservatif de M. Langlebert. La lotion dure de vingt à trente secondes, et je laisse la peau recouverte d'une couche spumeuse de ce liquide.

10. La deuxième piqûre a produit une petite pustule, mais l'épiderme n'a pas été soulevé par le préservatif.

12. L'épiderme est aujourd'hui soulevé sur tous les points touchés par le liquide.

Sur la cuisse gauche, le vésicatoire guérit et l'épiderme se dessèche.

14. Les deux piqûres sont guéries.

(1) Mon opinion sur ce sujet est de tout point conforme à celle de M. Ricord, qui s'exprime en ces termes dans ses *Recherches expérimentales sur l'inoculation*, pages 178 et 179 : « Toutes les fois que
» j'ai inoculé le pus virulent du chancre mélangé à un alcali ou à un acide un peu concentré, les résul-
» tats de l'inoculation ont été nuls, les substances chimiques le décomposant, non pas qu'elles aient
» des vertus spécifiques spéciales, comme quelques personnes l'ont pensé, mais par leur propriété de
» détruire les matières ou les produits organiques, sans distinction d'espèce ; c'est ainsi que les acides
» sulfurique, nitrique, hydrochlorique, acétique, que les chlorures purs, mêlés à du pus virulent, ont
» constamment empêché celui-ci d'agir par l'inoculation, et tandis que, sur un même sujet, on inoculait
» le pus pur qui donnait la pustule, le pus, altéré par l'une des substances que nous venons d'indiquer, res-
» tait sans effet, placé tout à côté du premier et dans les mêmes conditions de succès, sauf l'agent neu-
» tralisant ; il en a été de même avec les caustiques alcalins, la potasse, la soude, l'alcali volatil, le
» vin, l'alcool, les décoctions concentrées de tan produisent les mêmes résultats.
» Mais si ces substances ont pu être regardées comme prophylactiques, par les conséquences qu'elles
» ont amenées avant l'inoculation, il faut être bien prévenu que les effets n'avaient lieu que lorsque le
» mélange avait été fait avant ou à l'instant de l'inoculation ; car, dès que le pus virulent a été implanté
» dans les tissus, si on peut s'exprimer ainsi, et que ceux-ci sont infectés, à moins de détruire par une
» véritable cautérisation, les parties à une profondeur qui dépasse celle des points qui ont été conta-
» minés, la neutralisation n'a pas lieu et le chancre se développe. »

2

Ce jour-là, troisième inoculation sur la cuisse droite. Quarante-cinq minutes après, je lave la piqûre avec le liquide de M. Langlebert, sans arroser ensuite la surface avec ce liquide.

16. L'inoculation a produit une pustule du volume d'une tête d'épingle entourée d'un cercle rouge violacé.

Partout où le préservatif a touché, l'épiderme est brun et ridé, mais il n'y a pas de vésication. Le malade a moins souffert que les autres fois.

19. Petit ulcère de 2 ou 3 millimètres de diamètre, à la place de la piqûre.

21. Le petit ulcère n'a pas diminué. J'y prends un peu de pus et je l'inocule sur la même cuisse.

22. La dernière inoculation a produit une pustule du volume d'une petite tête d'épingle, un peu enflammée.

25. Les deux inoculations sont guéries.

DIX-NEUVIÈME EXPÉRIENCE. — Malade entré le 17 avril 1854, pour des chancres élevés du prépuce, datant de six semaines.

Le 24 avril, je fais une inoculation sur la cuisse droite, avec le pus de ces chancres et, dix-sept minutes après, je lave la piqûre avec le liquide de M. Langlebert. La lotion dure une demi-minute.

25. La piqûre a produit une pustule remplie de sérosité purulente, de 2 ou 3 millim. de diamètre. Cette pustule déchirée laisse voir à son centre un petit ulcère grisâtre, d'aspect chancreux, autour duquel l'épiderme a été soulevé.

VINGTIÈME EXPÉRIENCE. — Litaudon (François) entre à l'Antiquaille le 21 décembre 1854, pour un chancre simple du sillon balano-préputial, datant de trois semaines.

Le 22, j'inocule le pus de ce chancre sur la cuisse gauche, au moyen de deux piqûres pratiquées à 6 centimètres l'une de l'autre.

Une heure après, je lave la première piqûre avec le liquide de M. Langlebert, et je mets sur cette piqûre un bourdonnet de charpie imbibé du même liquide.

Immédiatement après, je mets sur la deuxième piqûre un bourdonnet de charpie imbibé de ma préparation préservative, formule n° 3.

Le même jour, je fais une troisième inoculation sur la cuisse droite et je ne mets sur cette piqûre aucun préservatif.

23. Le liquide de M. Langlebert a produit la vésication de tous les points qu'il a touchés.

La deuxième piqûre sur laquelle j'ai mis mon préservatif ne présente ni rougeur ni élevure.

La troisième ne présente pas de pustule, mais elle est rouge et enflammée.

24. La troisième piqûre offre une pustule chancreuse caractéristique. Je déchire cette pustule, et je dépose sur l'ulcère qui commence à se former au-dessous, un petit fragment de nitrate d'argent fondu.

27. La cautérisation a arrêté le progrès du chancre inoculé.

Le liquide de M. Langlebert a neutralisé les effets de l'inoculation, au moins en partie, mais en produisant le soulèvement de l'épiderme et en érodant la superficie du derme.

La piqûre traitée par l'autre préservatif n'offre ni pustule ni inflammation.

On voit donc que le liquide de M. Langlebert ne préserve qu'en produisant la vésication de la peau sur laquelle repose l'inoculation. Ce moyen, inapplicable sur la peau de la cuisse, le serait, à bien plus forte raison, sur le tégument beaucoup plus délicat et beaucoup plus sensible des parties génitales. Je lui préfèrerais de beaucoup la solution de chlorure de zinc qui, cependant, m'a toujours paru devoir être rejetée à cause de son action caustique sur la piqûre.

CHAPITRE II.

—

QUELLE EST LA MANIÈRE D'AGIR DU LIQUIDE DONT JE VIENS DE FAIRE CONNAITRE LA COMPOSITION ?

Lorsque le pus d'un chancre est inoculé sous l'épiderme, il se passe dans ce point des phénomènes très remarquables qui ne me paraissent pas avoir été bien appréciés. On croit généralement que le virus est absorbé par les vaisseaux capillaires et qu'il passe rapidement dans l'économie. Il en est ainsi lorsqu'il s'agit des venins ou des poisons qui se répandent dans tout l'organisme avec plus ou moins de rapidité. Mais il en est tout autrement des virus, ou tout au moins des virus fixes, tels que ceux des chancres, du vaccin, de la morve, etc., les seuls qui puissent être inoculés et dont on puisse étudier les premiers effets. Ces virus sont de véritables graines qui restent sur les parties du tégument où on les a déposées, et qui germent sur place, en dépit de l'action absorbante des vaisseaux divisés qui les entourent. Et non seulement ils ne se laissent pas emporter par les vaisseaux absorbants, mais encore leur présence donne lieu à un travail d'organisation tout particulier qui a pour effet de les isoler et de favoriser leur travail d'évolution.

En étudiant attentivement les modifications que présentent les piqûres dans lesquelles on a inoculé le virus chancreux, j'ai remarqué que ces piqûres présentent, au bout de dix ou douze heures, un peu de gonflement et de rougeur appréciables à la loupe, ce qui leur donne l'apparence d'une légère papule enflammée. A cette période, il n'existe encore point de pustule, mais en pressant les bords de la piqûre entre les doigts on en fait sortir une très petite quantité de sérosité limpide.

Au bout de vingt-quatre heures, la pointe acuminée de la papule présente une très petite pustule qu'on ne voit bien qu'à la loupe; et si l'on déchire cette pustule, on voit au-dessous d'elle un point gris qui occupe toute la profondeur et toute l'étendue de la piqûre et qui n'est autre chose qu'un chancre en miniature. Déjà, à cette époque, la base et le pourtour de la piqûre donnent aux doigts qui les pressent doucement la sensation d'une légère dureté.

Cette dureté qui forme d'abord la papule et qui entoure ensuite la pustule me parait constituée par un léger épanchement de lymphe organisable qui entoure le virus, remplit les mailles du réseau qui l'environne et lui forme une espèce de nid dans lequel il peut se développer et se multiplier sans entraves. Mais cette barrière organisée se trouve bientôt elle-même imprégnée du virus qui la détruit et la ronge à mesure qu'il agrandit sa sphère d'action, et toujours, alors, un nouveau dépôt plastique se forme aux confins du virus et marque la limite entre les parties saines et les parties virulentes.

Lorsqu'on applique le liquide neutralisant sur une piqûre inoculée avec du virus chancreux, on comprend, d'après ce qui précède, que ses effets doivent varier suivant la période où se trouve le travail qui succède à l'inoculation, au moment où ce liquide est appliqué.

1° Dans les six premières heures, cette application est suivie, au bout de quelques minutes, d'une légère élevure qui entoure régulièrement la piqûre et qui s'étend peu à peu du centre à la circonférence. Au bout de vingt ou trente minutes, elle cesse de s'étendre et elle présente assez bien, alors, l'aspect d'une piqûre de cousin. Demi-heure après, elle commence à se flétrir, et, quelques heures plus tard, elle a entièrement disparu.

Cette élevure, lorsqu'elle se forme bien, annonce que le liquide s'est insinué dans la piqûre, qu'il s'est infiltré dans les mailles du tissu réticulaire de la peau et que le virus a été entièrement atteint.

2° Au bout de douze heures, l'élevure papuleuse ne se forme pas d'une manière aussi complète ni aussi régulière parce que le liquide est arrêté ou gêné par le dépôt de lymphe plastique. Quelques parcelles de virus, abritées par cette légère barrière, peuvent donc échapper à l'action du liquide préservatif et produire le chancre.

3° Vingt-quatre heures après l'inoculation, ou plus tard encore, le chancre étant déjà formé, l'infiltration du liquide ne peut plus avoir lieu, et d'ailleurs il ne s'agit plus de préserver la piqûre, mais de détruire le chancre qui commence, et c'est alors bien mieux le cas de recourir à la cautérisation, soit avec un petit fragment de nitrate d'argent, soit avec tout autre moyen.

4° Lorsque ce liquide est appliqué et maintenu sur des chancres, il exerce sur eux des modifications fort remarquables, et il leur fait perdre en peu de temps leurs propriétés virulentes ; mais, s'il modifie puissamment et rapidement leur surface, il n'agit pas avec la même puissance sur le plateau virulent qui double cette surface, de sorte que si l'on se borne à une seule application, la transformation ne se maintient pas, le virus revenant des parties profondes sur les parties superficielles. La cautérisation est donc plus sûre et plus prompte dans ses effets et doit être préférée lorsqu'elle est praticable ; néanmoins, je pense qu'on ne lira pas sans intérêt quelques-unes des expériences qui témoignent des bons effets du liquide neutralisant employé pour le pansement des chancres.

VINGT-UNIÈME EXPÉRIENCE. — Martin (Jean), entre le 11 mai 1854, pour un chancre simple du prépuce de près d'un centimètre de largeur, datant de douze jours.

Le 13 mai, je prends du pus sur ce chancre et je l'inocule sur la cuisse gauche, sans mettre le préservatif.

Je mets ensuite sur le chancre un bourdonnet de charpie imbibé du liquide neutralisant (fait avec mon premier échantillon de perchlorure de fer), et je tiens cette charpie en place avec une bandelette de diachylon. Cette application cause au malade une cuisson assez vive qui ne dure que quelques minutes.

14. L'inoculation a produit une pustule grosse comme une tête d'épingle, entourée d'une auréole rouge et élevée.

Le chancre, resté en contact avec le pansement pendant vingt-quatre heures, a pris l'aspect d'une plaie simple, dans les trois quarts de son étendue. L'autre quart, est encore un peu grisâtre.

Je prends du pus sur ce dernier quart, et je l'inocule sur la cuisse gauche sans mettre sur la piqûre aucun préservatif. Le chancre est pansé avec de la charpie sèche.

15. La première inoculation a produit un chancre bien caractérisé. La deuxième n'a produit qu'un peu de rougeur.

Ce jour-là, je renouvelle le pansement du chancre du prépuce avec le liquide neutralisant.

16. La deuxième inoculation n'a toujours rien produit.

Le chancre est méconnaissable. Il a diminué d'étendue de plus de moitié, et il a dans tous ses points l'aspect d'une plaie simple.

Je pratique une troisième inoculation sur la cuisse gauche avec de la sérosité que je prends sur le chancre du prépuce, dix minutes après avoir enlevé le pansement.

17. La dernière inoculation n'a rien produit, pas même de la rougeur.

Le chancre du prépuce est presque cicatrisé. Il n'a plus que 2 ou 3 millimètres de diamètre.

18. La deuxième inoculation a produit une pustule du volume d'un grain de millet.

22. Cette petite pustule s'est ouverte et a été remplacée par un petit ulcère ayant l'aspect chancreux.

Ce jour-là, le malade quitte spontanément l'hôpital.

VINGT-DEUXIÈME EXPÉRIENCE. — Perrier (Maurice), entre le 29 septembre 1854, pour deux chancres simples du sillon balano-préputial, datant de vingt-cinq jours et ayant un aspect très virulent.

Le 2 octobre, je mets sur chaque chancre un petit gâteau de charpie imbibé d'un liquide composé de 32 grammes d'eau, 4 grammes de perchlorure de fer solide, 4 grammes d'acide citrique et 1,60 C. d'acide chlorhydrique. Le malade éprouve une douleur assez vive au moment du contact de ce liquide, mais cette douleur est de courte durée.

3 octobre. Les deux chancres ont diminué d'un tiers. Leur surface est rose et leur aspect n'est nullement virulent.

Je laisse suinter leur surface pendant cinq minutes et j'y prends ensuite de la sérosité que j'inocule sur la cuisse droite, sans mettre aucun préservatif. Puis je panse les chancres de la même manière que la veille.

4 octobre. L'inoculation n'a absolument rien produit.

Les chancres ont encore diminué d'étendue. Ils sont roses et recouverts d'une couche plastique.

Je fais une deuxième inoculation avec la sérosité que je prends sur les chancres, puis, trouvant ceux-ci suffisamment modifiés, je les fais panser deux fois par jour avec une solution d'un gramme de chlorure de baryum dans 30 grammes d'eau distillée.

6. Les deux inoculations sont restées sans résultat.

13. Les deux chancres sont presque cicatrisés.

16. Ils sont parfaitement guéris.

VINGT-TROISIÈME EXPÉRIENCE. — Péréon (Raymond) entre le 11 octobre 1854, pour un chancre simple du limbe du prépuce, datant de douze jours, et ayant 3 millimètres en tous sens.

Le 13 octobre, je mets sur le chancre un petit bourdonnet de charpie imbibé du même liquide que celui qui a servi dans la vingt-deuxième expérience.

14. Le pansement n'est resté en place que cinq ou six heures. Cependant, le chancre a totalement changé d'aspect. Son fond n'est plus aussi gris et semble recouvert d'une couche plastique. Ses bords sont moins élevés et moins enflammés. Il conserve pourtant encore un peu l'aspect virulent. Je le panse une deuxième fois avec un bourdonnet de charpie imbibé du même liquide.

16. Le pansement a été enlevé au bout de vingt-quatre heures. Le chancre a été pansé depuis avec la solution de chlorure de baryum au 30°. Il a diminué des deux tiers et il n'offre plus l'aspect virulent.

17. Le chancre a presque disparu.

19. Il est entièrement guéri.

Ces trois dernières expériences prouvent combien ce liquide modifie puissamment et rapidement les chancres les plus virulents. Deux pansements, faits à vingt-quatre heures d'intervalle et laissés à demeure, suffisent, dans les cas ordinaires, pour faire perdre aux chancres simples leurs propriétés virulentes, et la solution de chlorure de baryum les fait ensuite marcher rapidement vers la cicatrisation.

Je viens de faire connaître d'une manière générale les effets que produit le liquide neutralisant, soit sur les piqûres d'inoculation, soit sur les pustules chancreuses, soit sur les chancres confirmés. Je dois ajouter que ses effets varient suivant des circonstances que je vais maintenant signaler.

1° Lorsque la piqûre est superficielle et ne pénètre qu'au dessous de l'épiderme, sans intéresser le derme, l'application du liquide ne produit ni cautérisation ni inflammation, et la piqûre guérit sans suppuration, comme si elle n'avait pas été inoculée. Les résultats sont alors de la plus grande simplicité.

2° Si la piqûre est plus profonde et intéresse une partie du derme, le sang, coagulé par le liquide, s'oppose à la réunion immédiate, et il survient alors un peu de rougeur de la plaie et quelquefois un léger suintement qui dure quelques jours. Chez quelques malades même il se forme une petite pustule simple qui guérit en très peu de temps.

3° Si l'inoculation est faite par grattage, sur une surface dépourvue d'épiderme et saignante, le liquide neutralisant coagule aussi le sang et la lymphe et forme avec eux une pellicule qui recouvre une surface suintante et qui ne tombe qu'au bout de quelques jours.

4° Si le liquide est appliqué sur une plaie inoculée, cette plaie est préservée, mais elle perd la propriété de se réunir par première intention.

5° Sur le gland et sur le prépuce, où le tégument est très ténu, les inoculations traitées par ce liquide guérissent plus facilement et laissent moins de trace que celles qui sont faites sur la cuisse où l'épiderme a plus d'épaisseur. Dans les expériences que j'ai faites sur cette partie, les résultats ont été d'une admirable simplicité.

6° Appliqué sur les chancres, ce liquide neutralise le virus qu'ils sécrètent et les transforme en plaies simples en les recouvrant d'une couche de lymphe plastique coagulée. Mais cette métamorphose ne s'accomplit pas toujours avec la même promptitude. Les chancres du frein de la verge sont les plus longs à modifier, parce qu'ils ont toujours deux prolongements latéraux au-dessous de la membrane muqueuse de ce repli, un à droite et l'autre à gauche, et que ce liquide atteint difficilement le virus dans ces prolongements. D'autres ont une doublure fort épaisse de tissus virulents, et il faut alors plus de temps et plusieurs pansements pour que le liquide puisse atteindre le mal jusque dans ses dernières limites.

On a dû remarquer que toutes les inoculations dont j'ai parlé dans mes observations comme ayant été neutralisées, ont été pratiquées avec du virus pris sur des chancres simples. Il est donc naturel de se demander si le liquide que j'ai employé serait capable de neuraliser aussi le virus des chancres indurés ou infectants.

J'ai expérimenté plusieurs fois sur ce virus, et la préservation a été complète ; mais j'avoue que ces expériences ne sont pas probantes, parce qu'elles ont toujours été faites sur le malade lui-même, et l'on sait aujourd'hui que, en général, les inoculations du pus de chancre infectant ne prennent pas plus sur le malade qui le fournit que la vaccination sur des individus porteurs de pustules vaccinales. Pour que l'expérience fût probante, il faudrait donc que l'inoculation du pus de chancre infectant fût faite et neutralisée sur des individus bien portants ; or, j'avoue que je ne l'ai jamais faite dans de semblables conditions.

Pour élucider ce point important, il ne nous reste donc, quant à présent, que l'analogie, mais je crois que l'analogie seule nous permet de répondre par l'affirmative à la question posée ci-dessus.

En effet, j'ai appliqué un certain nombre de fois le liquide neutralisant sur des inoculations faites avec le virus rabique, et aucun des chiens sur lesquels ces expériences ont été faites n'est devenu enragé. Le même liquide a été appliqué par mon frère, professeur à l'École vétérinaire de Lyon, sur des inoculations faites avec le virus de la morve et ces inoculations ont été neutralisées. Mais si ce liquide exerce la même action sur des virus si différents, n'est-il pas permis de conclure que cette action doit être la même, à plus forte raison, sur des virus qui ont entre eux une grande analogie. Or, les deux virus qui produisent les chancres simples et les chancres infectants ont tellement de points de ressemblance qu'ils ont pu être confondus en un seul jusqu'à ces derniers temps et que leur distinction n'est pas même encore universellement admise, quoiqu'elle me paraisse définitivement démontrée.

CHAPITRE III.

—

Pour préserver les parties sur lesquelles on a pratiqué des inoculations artificielles, on peut se contenter de laver ces parties avec le liquide neutralisant, ou y déposer une goutte de ce liquide, ou bien y mettre un gâteau de charpie ou un morceau de linge qu'on en a préalablement imbibés.

Les *lotions* peuvent suffire, mais pour cela elles doivent être prolongées, et alors elles irritent plus ou moins les piqûres ou les petites plaies dont la guérison se trouve ainsi un peu retardée. Ce moyen doit donc être abandonné.

Si l'on dépose une goutte du liquide sur le point où le virus a été inséré, la préservation a lieu, pourvu que cette goutte ait été maintenue en place pendant un temps suffisant; mais pour cela il faut que la partie sur laquelle l'inoculation a été pratiquée soit tenue dans une position souvent fort gênante.

Le troisième moyen est donc le seul qui doive être mis en usage. La charpie agit très bien, mais le linge suffit dans beaucoup de cas, et, comme il est plus commun, c'est à lui que l'on doit donner la préférence. Ce linge doit être bien humecté et assez grand pour dépasser en tous sens les points sur lesquels le virus a pu être inoculé.

Quel que soit le procédé que l'on mette en usage, le liquide doit être maintenu en contact avec les parties inoculées un temps suffisant sous peine de n'obtenir qu'une préservation incomplète. Ce temps doit varier suivant celui qui s'est écoulé depuis le moment où l'inoculation a été pratiquée. Nous avons vu, en effet, qu'un travail particulier s'opérait autour du virus inoculé et le rendait de plus en plus inaccessible à l'action du liquide neutralisant. Quelques instants après l'insertion du virus, huit ou dix minutes de contact me paraissent suffisantes, mais lorsque plusieurs heures se sont écoulées depuis l'inoculation, il faut que ce contact soit prolongé pendant une heure au moins.

Quelques heures après l'inoculation, le pus virulent, mêlé avec la gouttelette de sang qui est sortie de la piqûre, se concrète sur celle-ci et forme un opercule qui en ferme parfaitement l'entrée. Il faut alors un certain temps pour que le liquide neutralisant ait franchi cette petite barrière et se mette en contact avec le virus. Il n'est pas certain qu'une heure fût toujours suffisante pour cela, et, comme il n'y a point d'inconvénient à prolonger davantage le contact de ce liquide, il est prudent de le laisser appliqué pendant plusieurs heures.

Dans plusieurs de mes expériences, j'ai fait précéder l'application du liquide par une lotion savonneuse. Cette lotion dépouille les piqûres du pus concrété qui les protége et favorise par conséquent l'action du préservatif; mais c'est une complication

dont on peut parfaitement se passer. comme l'ont démontré mes expériences subséquentes.

Je viens d'indiquer de quelle manière on peut neutraliser les inoculations artificielles. Il importe maintenant de savoir si l'on pourrait aussi neutraliser les inoculations naturelles et de quelle manière on pourrait y parvenir.

L'inoculation naturelle des chancres ne s'opère pas toujours de la même manière.
Le plus souvent, l'épithélium s'éraille dans un ou plusieurs endroits, pendant l'acte
vénérien, mais ces éraillures sont si légères que les individus qui les éprouvent n'en
ressentent aucune douleur et n'en ont nullement conscience. Dans d'autres cas, beaucoup plus rares, il se produit sur la membrane muqueuse des éraillures plus profondes, de véritables *écorchures*, qui s'accompagnent d'une douleur cuisante et dont les
malades conservent parfaitement le souvenir. D'autres fois, enfin, l'épithélium reste
intact, mais le virus s'insinue dans quelques replis ou dans quelques follicules séba-
cés où il séjourne un certain temps avant de corroder la légère couche protectrice qui
le sépare du réseau vasculaire et d'arriver sur un terrain où il puisse germer.

Dans ces trois cas, le virus peut être neutralisé tout aussi facilement que lorsque
l'inoculation a été opérée au moyen de la lancette. C'est l'analogie qui, à défaut
d'observation directe, nous autorise à formuler cette proposition. Je vais plus loin,
et j'ajoute que le virus doit être atteint plus facilement dans ces cas là que lorsqu'il
a été insinué obliquement sous l'épiderme, au moyen d'une piqûre.

Quelquefois, cependant, les inoculations naturelles s'opèrent dans des parties complétement inaccessibles au liquide neutralisant. Telles sont celles qui s'observent
dans le canal de l'urèthre, chez l'homme, et dans les parties profondes du vagin ou
sur le col de la matrice, chez la femme. Mais ces cas, quoi qu'on en ait dit, sont extrê-
mement rares et peuvent être négligés sans beaucoup de préjudice. D'autres fois,
enfin, l'inoculation naturelle se produit dans des régions tellement insolites qu'il est
difficile de connaître son existence avant qu'elle ait produit des effets appréciables,
et, par conséquent, avant qu'elle ait franchi la période pendant laquelle il est possible d'appliquer le préservatif.

Il est donc des cas où la neutralisation du virus ne peut être obtenue, mais ce sont
là des exceptions très rares, car dans la grande majorité des cas l'inoculation naturelle se produit dans des parties bien déterminées où il est facile d'appliquer un
liquide neutralisant et de le laisser en place aussi longtemps qu'on le juge nécessaire.
Ces parties sont le gland, le prépuce et le frein chez l'homme, et, chez la femme, toute
la circonférence de l'orifice vulvaire, comprenant les grandes lèvres, les nymphes, le
clitoris, la fourchette et l'entrée du vagin. Si l'on parvenait à soustraire ces parties à
l'action du virus syphilitique on n'éteindrait pas immédiatement la syphilis, puisque
nous avons vu qu'elle peut s'implanter sur d'autres régions, mais on la rendrait peut
être quinze ou vingt fois moins fréquente. Or, que faudrait-il pour obtenir ce résultat?
Il faudrait que chaque individu qui s'expose à contracter la syphilis eût soin, immédiatement après l'accomplissement de l'acte ou quelques heures plus tard, de recou-

vrir ces parties de charpie ou de linge imbibés du liquide neutralisant que je propose. Cette application demanderait quelques précautions que je vais faire connaître.

Pour les hommes, ce que je crois le plus convenable, c'est de retirer le prépuce en arrière pour mettre à nu toutes les parties où l'on soupçonne que la contagion a pu s'opérer, et d'enrouler ensuite autour du gland, du sillon et du prépuce une bande de toile que l'on a préalablement trempée dans le liquide. Cette bande doit être assez mince pour permettre au prépuce de revenir sur elle en recouvrant le gland. Elle doit être tenue en place pendant une heure au moins et douze heures au plus. On peut aussi maintenir le prépuce en arrière pendant tout le temps que doit durer le contact du liquide, en plaçant autour de la bande mouillée une bande sèche dont on fixe les deux bouts par un nœud simple.

Dans les deux cas, comme le liquide dont les bandes sont imprégnées pourrait se répandre sur la chemise et y produire des taches jaunes difficiles à enlever, il convient d'envelopper le pénis tout entier dans une légère couche de coton cardé que l'on enlève en même temps que le linge.

Pour les femmes, les bandelettes de linge ne suffiraient pas, car elles ne s'insinueraient pas assez dans les plis et replis que forment les parties génitales externes. Les gâteaux de charpie rempliraient au contraire parfaitement le but en s'insinuant mieux dans les anfractuosités et en se chargeant d'un excès de liquide qui pourrait se répandre même sur les parties avec lesquelles la charpie ne serait pas en contact immédiat. Ces gâteaux devraient être assez grands pour occuper toute la fente vulvaire et pour s'étendre depuis l'entrée du vagin jusqu'aux bords des grandes lèvres. Ils devraient aussi être recouverts de coton cardé et tenus en place pendant une heure au moins et douze heures au plus.

Les individus dont la muqueuse génitale est sèche et pourvue d'un épithélium épais doivent employer le liquide de la formule nº 3 qui est le plus actif et le plus sûr dans ses résultats.

Ceux dont cette membrane est un peu plus délicate devraient préférer la formule nº 2.

Ceux qui ont cette membrane plus délicate encore ne devraient employer que la formule nº 1, et ceux, enfin, qui ont ces parties habituellement excoriées ou recouvertes d'une éruption eczémateuse ou érythémateuse devraient s'abstenir de toute application préservatrice, car de telles surfaces ne pourraient supporter qu'un liquide trop faible pour être doué de propriétés neutralisantes.

CHAPITRE IV.

—

QUELLES SONT LES MESURES QUI DOIVENT ÊTRE CONSEILLÉES A L'AUTORITÉ POUR
EMPÊCHER LA PROPAGATION DU VIRUS SYPHILITIQUE ?

Nous avons vu, au commencement de ce mémoire, combien étaient restées insuf-
fisantes les mesures adoptées jusqu'à ce jour dans le but de mettre obstacle à la propagation du fléau qui a pour véhicule le virus syphilitique. En présence du danger
immense qui menace incessamment la société et des ravages qu'un mal immonde
opère au sein d'un grand nombre de familles, la science et la philanthropie ne sont
pas restées inactives. Que de méditations ont été inspirées par ce grave sujet ! Que
d'efforts pour trouver un remède en rapport avec la grandeur du mal ! Et cependant
aucune mesure importante n'a été adoptée depuis longtemps pour conjurer le fléau,
et la pratique est restée presque stationnaire en ce qui concerne la prophylaxie générale de la syphilis. Cela tient-il à ce qu'aucune des idées nouvelles n'a paru applicable, ou bien faut-il l'attribuer à une sorte d'indifférence de l'administration ?

Les moyens nouveaux qui ont été imaginés pour atteindre la syphilis dans sa source
peuvent être divisés en deux classes, savoir : ceux qui s'adressent aux femmes et ceux
qui s'adressent aux hommes.

Parmi les premiers se trouvent :

1º La proposition de faire la visite des prostituées plus fréquemment, tous les trois
ou quatre jours par exemple. Mais ce moyen, difficile à exécuter, ne fait qu'atténuer
le mal sans le détruire; 2º celle de faire ces visites tous les jours. Mais ce moyen,
déjà proposé autrefois, est reconnu impraticable ; 3º celle de rendre les maîtresses de
maison responsables du mal qui pourrait être transmis par leurs subordonnées. Mais
cette responsabilité, qu'il serait difficile d'imposer, ne saurait être qu'illusoire, comme
l'a fort bien démontré M. Diday (1) ; 4º celle de rendre ces visites, sinon plus fréquentes, au moins plus sérieuses, en créant des inspecteurs supérieurs qui auraient
droit de contrôle sur les médecins visiteurs (2).

Dans la deuxième classe, nous trouvons le moyen proposé par M. Diday en 1850
et reproduit en 1858 dans son *Exposition des nouvelles doctrines sur la syphilis*. Ce
moyen consisterait à n'admettre dans les maisons de tolérance que les hommes re-
connus sains dans un examen préalable. Si cette mesure était consacrée, dit M. Diday,
elle suffirait, à elle seule, pour éloigner des maisons de prostitution tous les hommes
atteints d'accidents contagieux, par la crainte qu'elle leur inspirerait d'être refusés et
de recevoir un affront.

Si le foyer de la syphilis était concentré tout entier dans les maisons de prostitu-

(1) *Exposition des nouvelles doctrines sur la syphilis*, page 540.
(2) M. Diday, *ibidem*, page 544.

tion, ce projet me paraîtrait excellent, et, malgré les difficultés et les inconvénients qui seraient inhérents à son application, je l'appuierais de toutes mes forces, en vue de l'immense résultat qu'il s'agirait d'obtenir. Mais, tout le monde le sait, une multitude d'autres foyers sont répandus dans les villes et jusque dans les campagnes les plus reculées; une multitude de femmes, en dehors des asiles publics de la débauche, se livrent au trafic de leurs charmes, et si l'on rend difficile l'accès des maisons publiques, en infligeant à ceux qui les fréquentent une espèce d'humiliation, n'est-il pas à craindre, comme l'a dit M. Ricord, que la débauche ne change de direction, et que ses immondices, répandues parmi les prostituées libres, ne deviennent des foyers d'infection plus actifs et plus redoutables?

En présence de cette éventualité, on comprend que l'administration hésite à tenter une pareille innovation. Et cependant le mal poursuit sa course et il n'est plus permis de rester spectateur impassible des ravages qu'il produit.

Le moyen que je propose à mon tour s'adresse tout à la fois aux hommes et aux femmes. Il n'est pas parfait, sans doute, mais je le crois meilleur que tous ceux qui ont été proposés jusqu'à ce jour. Il consiste dans l'emploi du liquide dont j'ai fait connaître la composition et les effets, dans les chapitres précédents. Mais ce moyen est-il applicable sur une grande échelle et quelle est la part que devrait prendre l'autorité dans sa propagation? Ce sont là les deux questions qu'il me reste à examiner.

§ I. — Ce moyen est-il applicable sur une grande échelle?

Je diviserai encore ici la question et je rechercherai d'abord si ce moyen est applicable pour les hommes et, ensuite, s'il est applicable pour les femmes.

1° EST-IL APPLICABLE POUR LES HOMMES?

Nous avons vu qu'il suffit d'appliquer le liquide neutralisant sur les parties contaminées six ou huit heures après l'inoculation du virus, pour que celui-ci soit détruit. Or, est-il possible, dans cet espace de temps, de recourir à l'emploi de ce liquide lorsqu'on s'est exposé avec une femme suspecte, soit dans une maison publique, soit ailleurs? Admettons, si l'on veut, que les convenances, qu'une sorte de pudeur ou d'embarras ne permettent pas à un certain nombre d'individus de l'employer immédiatement après l'assouvissement de la passion génésique. Admettons encore que, dans un certain nombre de cas, les vapeurs alcooliques ou le paroxysme de la volupté obstruent momentanément la raison et fassent oublier à la fois le danger que l'on court et les moyens d'y remédier. Même dans ces cas là, l'obstacle ne durant qu'un temps limité, rien n'empêche de rentrer chez soi, de se laver avec de l'eau savonneuse, si l'on veut, et puis d'appliquer le préservatif avec tout le soin nécessaire. Si l'on n'a point de ce liquide à sa disposition, on a encore le temps de se rendre dans une officine pour s'en procurer, avant de rentrer chez soi.

Je viens de faire allusion aux plus imprévoyants et à ceux qui sont poussés à l'acte qui les expose par une occasion fortuite ou, du moins, qui s'y exposent sans propos délibéré. Mais tel n'est pas le cas le plus ordinaire. Les individus qui hantent les maisons de débauche ou les prostituées libres savent très bien que chaque plaisir qu'ils se procurent est un danger nouveau, et ils prennent de longue main toutes les mesures qui leur paraissent les plus propres à le conjurer ou à l'atténuer. Pourquoi donc de tels habitués ne porteraient-ils pas avec eux les objets si simples qui peuvent les préserver et qui ne se composent que d'un petit flacon et d'une bandelette de linge? Fallope, qui croyait avoir trouvé un liquide capable de neutraliser le virus syphilitique, conseillait à ceux qui allaient s'exposer avec des femmes suspectes de porter dans leur poche une bandelette de linge imbibée de ce liquide et de l'appliquer sur le gland et sur le prépuce, immédiatement après le coït (1).

Il ne resterait donc de réfractaires que les hommes que l'amour aveugle et qui sont entraînés dans l'abîme par une confiance que rien ne justifie. Mais ceux là sont proportionnellement peu nombreux.

J'ai dit, dans le troisième chapitre de ce mémoire, que toutes les inoculations naturelles qui sont faites ailleurs que sur les lieux d'élection échapperaient à l'action du préservatif, par la raison qu'on ne sait pas où elles ont eu lieu et qu'il n'est pas possible de mettre le remède partout. Cela est vrai, en général, mais il est des cas où les individus qui viennent de commettre une imprudence savent très bien quelles sont les parties qu'ils ont exposées et qui ont besoin d'être préservées.

Puisque je viens de rappeler les cas où la neutralisation du virus ne saurait être obtenue, je dois ajouter que le préservatif n'est pas applicable à la blennorrhagie, parce que la muqueuse uréthrale est trop sensible pour supporter son contact sans s'irriter, mais cet accident ou cette maladie, quoique fort pénible, n'est pas le résultat

---

(1) Ce passage de Fallope est trop remarquable et vient trop bien à l'appui du moyen que je propose pour qu'on ne me permette pas de le citer en entier :

« Ego nihil fecisse videor, nisi doceo vos, quomodo quis videns pulcherrimam sirenam, et coiens » cum eà, etiam infectâ, à carie et lue gallicâ præservetur. Ego semper fui hujus sententiæ, quod adsit » ratio præcavendi, ne per contagium hujusmodi ulcera oriantur. Sed quæ est ista ratio? Ego dixi quod » nascitur caries hæc per communicata corpuscula saniosa, quæ imbibita poris glandis faciunt cariem, » ideo opus est ut statim saniem à glande expurgemus, sed si imbibita sit in poris, licet vino, lotio vel » aquâ detergamus priapum, tamen eam detergere non possumus. Et hoc sæpe accidit in tectis, et mol- » libus glandibus. Quomodo ergo agendum? Semper fui istius sententiæ, quod ponamus aliquod habens » vim penetrandi corium et dissipandæ materiæ, vel extrahendæ, vel siccandæ et vincendæ naturâ suâ. » Ideo investigavi hoc medicamentum. Sed quia opportet etiam meretricum animos disponere, non licet » nobiscum unguenta domo afferre. Proptereà ego inveni linteolum imbutum medicamento quod potest » commode asportari, cum femoralia jam ita vasta feratis ut totam apothecam vobiscum habere pos- » sitis. Quoties ergo quis coiverit abluat, si potest, pudendum vel panno detergat. Postea habet lin- » teolum ad mensuram glandis præparatum ; demum cum coiverit ponat supra glandem et recurrat præ- » putium : si potest madere sputo vel lotio, bonum est, tamen non refert. Si timetis ne caries oriatur » in medio canali, habeatis hujus lintei involucrum et in canali ponatis. Ego feci experimentum in cen- » tum et mille hominibus et Deum testor immortalem nullum eorum infectum. » (Fallope, *De morbo gallio tractatus*, chap. 89, intitulé : *De præservatione a carie gallicâ*.)

du virus syphilitique et ne peut pas produire l'infection générale de la constitution, ce qui la rend beaucoup moins grave et moins importante que les chancres.

2° LE PRÉSERVATIF EST-IL APPLICABLE POUR LES FEMMES?

J'ai montré dans mon troisième chapitre que le liquide neutralisant pouvait être facilement appliqué sur les parties de la femme qui sont le plus exposées à la contagion et où se développent les ulcères syphilitiques dans la grande majorité des cas. Les femmes pourraient donc se préserver aussi bien que les hommes si elles le voulaient. Néanmoins, je crois et j'admets volontiers que, si ce moyen est applicable chez elles, il ne l'est pas sur une large échelle.

En effet, les filles de joie, soumises et insoumises, qui sont le plus fréquemment exposées à l'action du poison syphilitique, sont trop insouciantes pour recourir à un moyen de ce genre, et, lors même qu'elles consentiraient à y recourir, la fréquence de l'acte qui les expose rendrait l'emploi de ce moyen, sinon impossible, du moins très difficile.

Les femmes qui. quoique faisant trafic de leur amour, sont cependant moins abjectes que les précédentes, qui ont déchiré le voile de la pudeur, mais qui ne se donnent pas pourtant à tout le monde, ces femmes là peuvent fort bien recourir au moyen que je propose. Elles ont d'autant plus lieu de le faire qu'elles savent très bien qu'une maladie qui porterait atteinte à leur beauté diminuerait nécessairement le prix qu'elles mettent à leurs faveurs. Elles savent surtout que ce qui pourrait les rendre un foyer d'infection pour leurs adorateurs porterait un rude coup à leurs plus chers intérêts.

Il est enfin des femmes que la vertu la plus pure ne protége pas toujours contre un mal qu'elles ne connaissent pas même de nom; car il est des époux assez pervers et assez imprudents pour souiller la couche nuptiale et pour transmettre à leur épouse le poison qu'ils ont reçu pour prix de leur infidélité. Est-il nécessaire de dire qu'il n'y a rien qui puisse préserver ces femmes d'un pareil malheur? Mais je me trompe. J'ai la ferme espérance que le moyen que je conseille sera pour elles une puissante égide. Concevrait-on, en effet, qu'un époux fût assez imprudent pour courir les risques de contracter la syphilis et qu'il ne mit pas en usage le moyen qui peut le préserver des plus grands malheurs en le mettant à l'abri de cette maladie? La préservation, dans ce cas, serait indirecte, mais n'en serait pas moins efficace.

Il résulte des considérations dans lesquelles je viens d'entrer que le préservatif que je propose est applicable pour un certain nombre de femmes, mais qu'il ne l'est pas pour les prostituées, c'est-à-dire pour celles qui constituent le foyer le plus actif et le plus puissant de la vérole. Cet aveu que je fais pour rendre hommage à la vérité ressemble, au premier abord, à une condamnation; mais on reconnaîtra facilement qu'il n'en est rien, si l'on réfléchit que les femmes, même les prostituées, ne peuvent communiquer des chancres qu'autant qu'elles en ont reçu elles-mêmes. Par conséquent, si les hommes qui les fréquentent veulent bien se donner la peine de se préserver, elles se trouveront préservées elles-mêmes par contre-coup.

Il y a certainement des hommes qui, par insouciance ou par tout autre motif, négligeront d'employer le moyen préservatif; il en est aussi qui ne seront pas préservés quoique ayant employé ce moyen, comme je l'ai reconnu dans le troisième chapitre; mais que l'on parvienne seulement à le faire adopter par la majorité et le but sera atteint. La syphilis, attaquée dans sa source, prendra une marche constamment décroissante, jusqu'à ce qu'elle disparaisse ou qu'elle devienne assez rare pour ne plus jeter l'alarme dans la société.

§ II. — Quel est le moyen que devrait adopter l'autorité pour propager l'emploi du préservatif de la syphilis?

Ce moyen consisterait à faire afficher, dans chaque lieu de débauche autorisé, un avis imprimé en gros caractères, portant qu'il existe un moyen à peu près certain de se préserver des chancres et de leurs conséquences, et que tous les individus qui fréquentent ce lieu sont fortement engagés, au nom de l'autorité qui veille à la conservation de leur santé, à en faire usage en se conformant aux règles établies dans le présent avis. Ces règles seraient ensuite énoncées d'une manière simple, claire et assez complète pour qu'elles fussent facilement comprises de tout le monde.

A cela devrait se borner l'intervention de l'autorité dans la propagation du moyen prophylactique de la syphilis. Mais cette intervention suffirait pleinement, si je ne m'abuse, car la confiance qu'elle inspirerait au public dans l'emploi de ce moyen ne tarderait pas à franchir l'enceinte des maisons de joie et à se répandre partout où il y a risque de contracter la syphilis.

Dira-t-on, avec Parent-Duchâtelet, qu'en intervenant dans de pareilles questions, le pouvoir se déconsidérerait aux yeux de l'opinion et paraîtrait favoriser le vice? Mais si le pouvoir doit se montrer plein de sollicitude pour le maintien des bonnes mœurs, il a un autre devoir non moins impérieux, c'est de veiller sur la santé publique et de prendre les mesures les plus nécessaires à sa conservation. Or, que l'on réfléchisse bien que la prostitution est un mal reconnu nécessaire par tous les économistes; qu'on se rappelle que saint Louis, lui-même, avec son âme si chaste et ses aspirations si pures, fut contraint de la conserver; que l'on songe que cette plaie de la société est un émonctoire indispensable qui prévient de plus grands désordres et l'on comprendra que l'autorité doive veiller à ce que cet émonctoire ne devienne pas pour la société une cause de dépérissement ou de mort en se frappant de gangrène ou de putridité.

Du reste, je ne suis pas le premier à proposer l'intervention du pouvoir dans la police sanitaire des maisons de débauche. M. Ratier voudrait que l'autorité exigeât des maisons de prostitution qu'elles fussent constamment pourvues de chlorures alcalins et de savon, et qu'un avertissement placé en évidence fît savoir combien il est nécessaire d'employer ces moyens et indiquât la manière de s'en servir.

M. Raynaud dit « que la police devrait prescrire ou, tout au moins, favoriser dans les lieux de prostitution les moyens capables de prévenir la contagion. » Puis il ajoute, avec beaucoup de raison, « la seule objection que, pour ma part, je trouverais à faire (à la proposition de M. Ratier), c'est qu'il n'y a pas lieu d'avoir une grande confiance en l'efficacité de ces prophylactiques, et, qu'à ce titre, ce n'est guère la peine de faire intervenir l'autorité pour ordonner leur emploi (1). »

Ai-je besoin de répéter maintenant ce que j'ai dit au commencement de ce mémoire, savoir, que ce moyen ne devrait pas empêcher d'employer toutes les autres mesures sanitaires et tous les autres moyens qui peuvent être de quelque utilité ? Parmi ces moyens se trouvent les hôpitaux consacrés au traitement des malades atteints de la syphilis, les dispensaires destinés à ceux qu'un motif quelconque empêche d'entrer dans les hôpitaux, les visites des femmes publiques faites à de courts intervalles et avec le plus grand soin, etc. Toutes ces mesures et tous ces moyens ont une grande importance, sans doute, mais j'ai cru me conformer à l'esprit du programme de l'Académie de Cadix en glissant rapidement sur les moyens déjà connus et éprouvés, et en insistant au contraire sur un moyen nouveau qui, s'il était appliqué avec zèle et sous la protection de l'autorité, parviendrait peut-être un jour à détruire l'un des plus tristes fléaux qui affligent l'humanité.

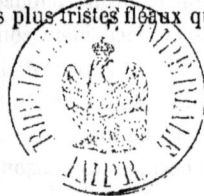

---

(1) Voir Raynaud, *Traité pratique des maladies vénériennes*, page 459.

Paris. — Typographie FÉLIX MALTESTE et Cᵉ, rue des Deux-Portes-Saint-Sauveur, 22.

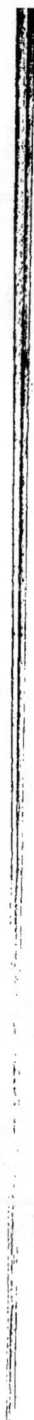

www.ingramcontent.com/pod-product-compliance
Lightning Source LLC
Chambersburg PA
CBHW060457210326
41520CB00015B/3990